AF336317

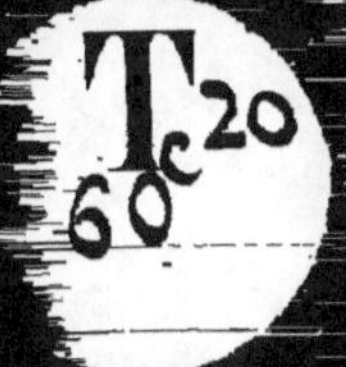

T
c20
60

HYGIÈNE

DE

LA DIGESTION

PAR

J.-B. CATTANEO,

Pharmacien,

AU CATEAU (NORD).

LE CATEAU,

IMPRIMERIE TYPOGRAPHIQUE ET LITHOGRAPHIQUE DE J. LEMPEREUR.

—

1867.

L'année dernière, il s'est déclaré dans notre ville du Cateau une épidémie cholérique que, par esprit d'humanité, j'ai combattue, afin de relever les âmes abattues et craintives.

J'ai recommandé alors les produits alcalins, très-digestifs, et j'ai affirmé ma croyance, non à l'existence du choléra-morbus, mais à une épidémie nouvelle nommée décoordination du tube digestif.

Sachant le nombre de maladies que peut amener une mauvaise digestion, c'est sur l'hygiène de la digestion que j'ai essayé d'écrire quelques règles simples et pratiques, en dédiant cette étude à M. E., personne que j'estime profondément et que je prie en même temps d'agréer mes sentiments sincères et loyaux de respect et d'affection.

J.-B. C.

HYGIÈNE DE LA DIGESTION

La digestion est une fonction commune à tous : Pour qu'elle se fasse avec facilité, on doit bien mâcher les aliments, afin qu'introduits dans le corps, ils puissent être absorbés ou rejetés sans peine.

Nous éprouvons tous au bout d'un certain temps le besoin de réparer nos forces ; nous avons l'appétit, la faim, la soif, qui se chargent de nous rappeler que nous avons un estomac à satisfaire.

La faim s'augmente de l'exercice, du froid, de certains condiments, de certaines substances toniques et amères qui exercent une assez grande puissance sur l'estomac :

La faim est aussi soumise aux lois de l'habitude, à l'influence du sommeil, des passions, etc.

C'est surtout quand on a un peu souffert de la faim qu'il ne faut pas surcharger l'estomac d'aliments, car alors une indigestion pourrait en résulter.

Lorsque l'appétit vous avertit que l'heure de manger est arrivée, il est bon de prendre un verre d'eau sucrée, un peu de bouillon et d'attendre ensuite quelques minutes avant d'aller plus loin.

La soif est plus impérieuse que la faim, et lorsqu'elle se fait sentir sans qu'on ait la possibilité ou l'espoir de se désaltérer bientôt elle devient affreuse.

On meurt de la soif plus vite que de la faim.

Il y a la soif naturelle ; il y a la soif factice. La soif naturelle se fait sentir pendant les repas, ou lorsque l'eau qui s'échappe de notre corps demande à être remplacée.

La soif factice est spécialement connue des buveurs qui aiment et recherchent les boissons non par besoin, mais pour se créer une jouissance. Cette soif malheureuse constitue donc ce qui s'appelle dans tous les pays l'ivrognerie.

C'est l'eau qui est la boisson la plus propre à apaiser la soif; c'est aussi celle dont on use le moins.

L'impossibilité de satisfaire sa soif produit alors la soif *odurante*, ainsi appelée parce qu'elle est accompagnée d'une certaine ardeur de la langue, et d'une grande sécheresse du palais.

La *suppression* de la transpiration est une cause de soif. Les effets qui produisent la transpiration sont principalement la chaleur, les travaux corporels, la course, la danse, etc., etc.

Les substances salines ou irritantes, comme le poivre, les épices qui agitent le sang, contribuent à augmenter la soif.

Aussi est-il bon dans les fortes chaleurs de mêler à l'eau que l'on doit boire quelques gouttes d'eau-de-vie ou de vinaigre, d'y ajouter un peu de sucre, et mieux encore un peu de café.

Les grands bains sont aussi excellents.

La faim et la soif apportent une grande agitation dans l'intérieur de l'estomac, et développent facilement des symptômes d'une véritable gastrite.

Quand pendant une longue marche, par exemple sous un soleil brûlant, où dans une autre occasion, on a longtemps souffert des angoisses de la faim et de la soif, on ne doit boire ou manger qu'avec la plus grande prudence : un peu d'eau fraîche, et en très-petite quantité tout d'abord, en augmentant graduellement ensuite.

La mastication est nécessaire pour diviser les aliments solides afin de les bien imbiber de salive, et de les rendre digestifs.

Pour la nourriture on doit de préférence choisir la viande : la cuisson qu'on lui donne en facilite la mastication ; faute d'une mastication suffisante, on voit souvent des personnes fatiguées par des digestions pénibles, embarrassées.

Prenez donc tout votre temps quand vous êtes à table, ne mangez pas trop vite, mâchez lentement : vous vous épargnerez ainsi des indigestions et des souffrances d'estomac, et peut être aussi des gastrites.

Les aliments s'imbibent de salive, et quelques-uns se dissolvent. La salive est liquide, transparente, alcaline.

Elle se forme dans les glandes carotides sous-maxillaires. La salive est donc d'une grande utilité pour la digestion et c'est d'une façon absolue que je me déclare ennemi de la fumée de la pipe qui fait rejeter au dehors une grande quantité de la salive nécessaire à la digestion, nécessaire aussi à la santé, la pipe, enfin, qui presque toujours fait maigrir.

Pendant la déglutition, il faut éviter de rire ou de parler, car quelques miettes de pain ou d'autres aliments introduits dans le larynx peuvent susciter des symptômes graves : la toux, la suffocation, qui ne cessent qu'après leur expulsion, car aucun corps étranger ne peut séjourner dans les voies respiratoires sans donner la mort.

Il faut aussi éviter le passage des aliments et des boissons dans les fosses nasales ; il n'y a là sans doute rien qui peut compromettre la vie, il y a là seulement quelque chose de très-pénible.

La chymification ou digestion stomacale est l'acte par lequel l'estomac digère les aliments et les convertit en chyme.

L'estomac est une poche placée au-dessous du diaphragme ; sa forme est celle d'une cornemuse.

L'eau et certains liquides sont absorbés par l'estomac et pénètrent dans le sang sans altération.

Les aliments solides sont réduits par le suc gastrique en pâte molle et homogène nommée chyme.

Les aliments peu nourrissants, comme les choux, les haricots, etc., produisent souvent des gaz dans le tube digestif.

Ces gaz inodores proviennent quelquefois de l'appareil digestif. Dans la gastralgie par exemple et dans l'hystérie.

Dans ces cas, le bicarbonate de soude, la magnésie et les pastilles de Vichy sont des remèdes bons à recommander et à employer.

Lorsqu'il survient accidentellement un vomissement, il est bon de prendre par petites cuillerée, un verre d'eau sucrée additionnée d'eau de fleurs d'oranger et de 6 à 8 gouttes de laudanum de Sydenham.

L'action chimique de la digestion a pour but la dissolution des aliments. Les sucs digestifs se mêlent aux aliments et les décomposent en les transformant en principes nutritifs.

Le pain, la viande, les légumes, les fruits contiennent plus ou moins des principes NUTRIANTS. L'économie fait du sang avec du pain, de la viande, du poisson ou des légumes ; mais il y a des aliments plus riches les uns que les autres en principes nutritifs.

Les principes nutritifs des aliments sont : la graisse, la fécule, le sucre, la fibrine, l'albumine, la caséine, la gélatine et l'osmazome ; tout ce qui n'est point un de ces principes, ne peut servir à la nutrition.

La graisse se trouve dans la viande, le poisson et l'huile ; la fécule dans les graines légumineuses, la pomme de terre, le pain et la pâtisserie ; le sucre dans les fruits et le lait.

La digestion est une opération des plus curieuses de chimie organique : l'appareil digestif sait saisir les aliments nécessaires au soutien de la vie.

Les principes nutritifs, nous l'avons dit, sont : la graisse, la fécule ; les substances albuminoïdes doivent être liquides, car la digestion consiste essentiellement dans leur solution.

Le suc pancréatique et la bile émulsionnent la graisse ; la salive et le suc intestinal dissolvent et transforment la fécule en sucre, le suc gastrique dissout toutes les substances albuminoïdes.

On demande souvent quels sont les aliments les plus faciles à digérer et quels sont les plus difficiles. Toute substance qui cède plus facilement qu'une autre ses principes nutritifs est, par là même, plus nutritive.

La graisse des animaux, l'huile, les fruits huileux, les corps gras peuvent être regardés comme d'une difficile digestion ; les champignons et les truffes, sont très-indigestes.

La digestibilité des aliments dépend non-seulement de la qualité et de l'insalivation qu'ils ont subies mais encore de nos organes.

Après l'étude attentive de phénomènes chimiques il est facile de reconnaître les aliments qu'on doit adopter ou rejeter.

Dans le rhumatisme, et certaines formes de fièvres, souvent on manque de salive ; alors il est dangereux de manger du pain ou des féculents puisque la salive est indispensable à leur digestion. Dans les affections de l'estomac on doit refuser les albuminoïdes. Dans les maladies du foie et du pancréas on doit éviter les aliments gras.

Si vous avez un organe digestif malade, laissez-le en repos : le charger de principes qu'il ne pourrait pas dissoudre c'est agraver de plus en plus la maladie par une indigestion ; consultez toujours le goût, la faculté digestive, les sympathies et les antipathies qu'on éprouve pour certains aliments.

Comme hygiène on doit prendre l'habitude d'aller à la garde-robe une fois par jour à heure fixe. Dans le cas de constipation, on est redevable de cette affection aux causes suivantes : une alimentation exclusivement animale, l'insuffisance des boissons, la compression du ventre, une vie sédentaire, l'habitude de rester longtemps à la défécation, l'abus des lavements tièdes, etc. Les fruits, les pruneaux, les aliments herbacés, le pain de seigle et des promenades à pied sont des moyens hygiéniques contre la constipation.

La digestion a une grande influence sur l'esprit et sur le corps ; si elle est mauvaise, elle rend de mauvaise humeur et elle ôte toutes les forces et toutes les volontés.

Au contraire, lorsqu'on a une bonne digestion, les forces augmentent promptement, la gaîté revient et gaîment on peut accomplir sa tâche et supporter même un grand travail de corps et d'esprit.

L'homme qui digère bien se maintient aimable ; il se couche content de lui et des autres.

L'hygiène serait de rester toujours sur l'appétit ; un

instinct nous avertit quand il est temps de finir de manger, mais on n'y obéit pas toujours.

J'ai lu dans quelque ouvrage qu'il y a dans la société deux ordres de personnages qui exercent une grande influence sur notre économie, ce sont : les médecins et les cuisiniers ; les uns travaillent pour conserver la santé, les autres pour la détruire.

Rejetez les aliments de mauvaise qualité et ne mangez jamais des substances qui font éprouver de la répugnance ; ne forcez pas les enfants à manger des aliments qui les dégoûtent.

Après les repas, couvrez-vous si vous avez froid ; de même ne vous exposez pas à une température trop élevée.

Ne fumez pas car la fumée est préjudiciable à la santé, mais l'homme y résiste et s'y accoutume, car il s'accoutume aussi aux poisons les plus violents. Cependant l'hygiène ne saurait approuver l'usage du tabac, car si on avale la salive, on introduit dans son estomac tous les principes acres et irritants du tabac, et cette salive vient troubler la digestion. Si on la rejette, on perd un des sucs digestifs les plus utiles, car vous savez que la salive est destinée à dissoudre la fécule et le sucre. Dans tous les cas fumer est nuisible.

J.-B. CATTANEO,

Pharmacien.

Le tabac nuit non-seulement à la digestion, mais encore à la vue :
Je lisais il y a quelque temps, dans un rapport de **M.** Viardin (Amblyopie causée par l'abus du tabac à fumer), le fait suivant :
« Un mécanicien s'aperçoit que sa vue faiblit, et bientôt il lui est

« impossible de travailler. Cet homme fumait énormément. Je lui
« recommandai de restreindre peu à peu sa consommation de tabac
« pour arriver à cesser de fumer complétement : au bout de trois
« semaines, il y avait une amélioration sensible dans son état ; après
« deux mois de traitement, il était complétement guéri. »

En mars 1866, M. Viardin fut consulté par un boulanger. Cet homme
fumait pour 25 centimes de tabac par jour et absorbait en outre
une grande quantité de spiritueux : même prescription que pour le
précédent ; mais cet homme ne put se résigner à quitter sa pipe et
continua de fumer.

On l'engagea à consulter M. Sichel, qui lui prescrit également
la suppression complète du tabac et des spiritueux. Il se décida
alors à suivre les conseils de M. Sichel, et, aujourd'hui, cet homme
après avoir été quelque temps complétement aveugle, a entièrement
recouvré la vue. (Amblyopie cérébrale digestive très-ancienne,
causée par *l'abus du tabac à fumer* et des spiritueux.)